LES VÉRITABLES BONS CONSEILS HYGIÉNIQUES ILLUSTRÉS

pour le grand entretien de Propreté

DE LA

PEAU DU GENRE HUMAIN

ET MANIÈRE DONT ON DOIT ENTRETENIR

SES EFFETS D'HABILLEMENT

ET LES

USTENSILES DE MÉNAGE

PAR A. CLAISE

LIBRAIRE-ÉDITEUR, MARÉCHAL DES LOGIS DE GENDARMERIE EN RETRAITE

A SAMER

(Pas-de-Calais)

DEUXIÈME ÉDITION

BOULOGNE-SUR-MER

Lith. Simonnaire & Cie, 5, rue des Religieuses-Anglaises

1875

LES VÉRITABLES

BONS CONSEILS HYGIÉNIQUES

ILLUSTRÉS

pour le grand entretien de Propreté

DE LA

PEAU DU GENRE HUMAIN

ET MANIÈRE DONT ON DOIT ENTRETENIR

SES EFFETS D'HABILLEMENT

ET LES

USTENSILES DE MÉNAGE

PAR A. CLAISE

LIBRAIRE-ÉDITEUR, MARÉCHAL DES LOGIS DE GENDARMERIE EN RETRAITE

A SAMER

(Pas-de-Calais)

DEUXIÈME ÉDITION

BOULOGNE-SUR-MER

Typ. et Lith. Simonnaire & Cie, 5, rue des Religieuses-Anglaises.

1875

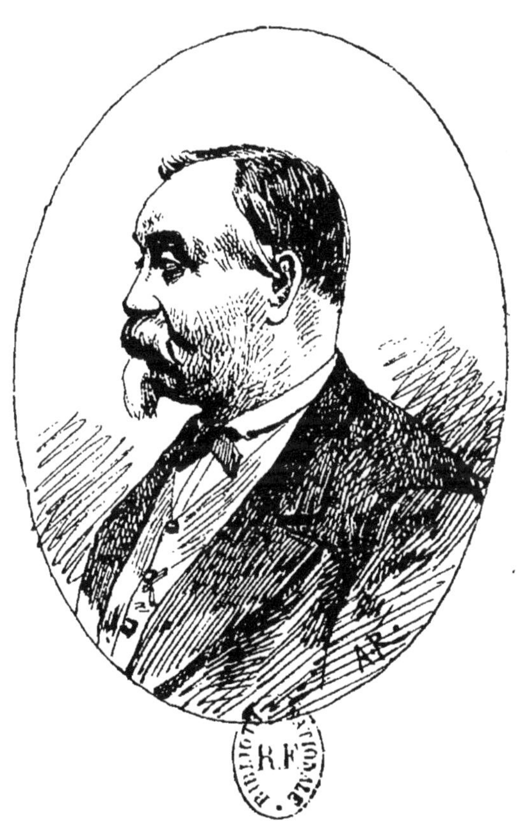
AR.

PRÉFACE.

> La saleté croît partout comme les mauvaises herbes ; donc il faut chercher par tous les moyens possibles à la détruire.

Pareille instruction n'a peut-être pas encore paru jusqu'ici au sujet de la propreté du genre humain qui ignore, et l'auteur ne craint point de le dire ici, le vrai moyen de se laver pour que toutes les parties du corps soient entièrement propres.

L'expérience seule lui a démontré et fait connaître ce beau et excellent résultat.

On verra d'autre part qu'il ne suffit pas de se laver la figure pour être propre, car cette partie du corps qui est toujours à découvert, et par conséquent en plein air, est nécessairement en quelque sorte la moins sale.

Mais il y a d'autres parties auxquelles on ne pense guère, et peut-être même jamais, et qui ont infiniment plus besoin d'être soignées et nettoyées.

Lorsque l'habitude de se laver comme il va être expliqué sera bien contractée, on sera forcé de toujours le faire, à cause du bien-être que l'on éprouvera quand le travail sera terminé.

Ce grand nettoyage devra avoir lieu au moins une fois par semaine, et devra durer environ une heure ; mais il est évident que lorsque l'habitude en sera contractée, et que ce travail sera fait régulièrement, on arrivera à mettre moins de temps.

L'homme, du reste, a besoin de se faire le pansage comme on le fait aux chevaux bien soignés dans les grandes maisons, et cette instruction devrait donc être : pansage du genre humain.

Le Sage dit : « Celui qui a la bonne qualité » d'être propre, en possède encore d'autres pa- » reilles. »

En se nettoyant convenablement toutes les parties du corps, et en tenant également ses effets d'habillement en état de propreté, on est à l'abri de la vermine ; on se conserve aussi par là la santé, et on s'évite des maladies parce qu'on se facilite l'ouverture des pores de la peau, et par conséquent le flux et le reflux.

On peut remarquer, du reste, que si le corps de la masse des personnes répand une mauvaise odeur, c'est parce que ce corps n'est jamais lavé ou ne l'est pas assez souvent, car alors il ne sentirait rien.

Au reste, qu'est-ce qui engendre cette saleté que l'on trouve sur la peau ? C'est la sueur, et cette sueur, mêlée à la poussière dont personne n'est exempt, quelle que soit la condition dans laquelle on se trouve, forme cette crasse qui, généralement, n'est jamais enlevée, ou si elle l'est un peu, ce n'est que par le linge propre que l'on met et qu'on renouvelle plus ou moins souvent.

Il est essentiel de savoir que la propreté du corps conserve le linge plus longtemps propre, et que, par conséquent, n'étant pas aussi sale, il s'use moins en le portant, et surtout en le lavant.

Il en est de même pour tous les autres effets d'habillement : si on évite de les tacher, si on les nettoye et si on les raccommode à temps, on aura le profit de les porter plus longtemps et de les porter propres jusqu'à entière usure.

Pour se nettoyer ainsi, il faut en avoir le courage ; et, quant au temps nécessaire avec la bonne volonté, on peut toujours le trouver.

Pour le rentier, ceci sera un passe-temps, qu'on peut néanmoins appeler travail pour tout le monde, parce qu'à l'idée de ne point vouloir rester sale, il faut y joindre le courage.

L'ouvrier lui-même pourra trouver aussi ce temps nécessaire le dimanche, en allant plus tard au cabaret ou au divertissement.

Dans cette opération de lavage, on pourra employer un aide, surtout pour le dos.

On ne doit point oublier d'y accoutumer de bonne heure les enfants, et de les y pousser même afin qu'ils contractent dès leur jeune âge ces beaux principes de propreté.

Dans les bonnes maisons, au bétail bien soigné, on lui fait le pansage, et le genre humain, lui aussi, n'a-t-il pas besoin de se le faire ?

Et cependant, c'est bien ignoré, ou, du moins, ceci n'est point pratiqué.

L'auteur résume enfin, et il affirme avec une grande conviction qu'il est beaucoup à désirer que chacun soit bien pénétré en toutes choses du parfait bienfait de la propreté, qui est incontestablement à la fois salubre et hygiénique et qu'il est, en un mot, un des hauts principes qui, dans la vie de l'être humain, doit être rigoureusement observé, surtout que l'entretien ne coûte point cher.

Afin d'en rendre l'application plus facile, nous divisons notre volume en huit chapitres.

CHAPITRE Ier.

Pour bien opérer à fond ce grand nettoyage, on commence par se peigner les cheveux avec un peigne à décrasser, et, quant à la crasse qui apparaît au-dessus des cheveux, ce que le peigne ne pourra enlever entièrement, on l'enlèvera avec la brosse destinée à cet usage. Les peignes à décrasser et à démêler, ainsi que la brosse, devront toujours être tenus propres, et par conséquent ne devront pas être chargés de crasse, comme on en remarque bien souvent.

On se nettoye ensuite les oreilles, non pas avec une épingle, mais bien avec un cure-oreille en ivoire.

Alors, qui sait se raser se rase, ou se fait raser.

Ici, maintenant, commence la grande opération :

Pour le lavage du corps, on met environ un seau d'eau fraîche dans une cuvette ou dans un autre meuble *(en hiver on pourrait même à la rigueur faire chauffer cette eau)*, on place cette cuvette sur une table, alors, on ôte sa chemise et son gilet de flanelle, si on en a, puis on roule la ceinture de son pantalon afin qu'il se maintienne au-dessus des hanches; on prend ensuite un morceau de savon qu'on passe dans l'eau et dont on s'en frotte les mains jusqu'à ce qu'il mousse comme il faut, et, lorsqu'on a les mains pleines de cette mousse, on les passe sur le cou, sans oublier de les passer par derrière qui est toujours l'endroit le plus sale, sur la poitrine, sur les bras, sur le ventre, sur le dos, sur les reins, en continuant toujours à étendre de l'eau jusqu'à ce que l'on soit bien mouillé ; alors, on continue de se frotter avec les mains, en se servant même d'un linge, de manière à user l'eau sur la peau, et c'est au moment où cette eau qui se trouve sur la peau est disparue, comme si l'on s'était essuyé avec un linge, que la crasse apparaît sur toutes les parties.

Sans perdre de temps, on continue toujours de se frotter, car c'est le vrai moment, et l'on se frotte jusqu'à ce que l'on sente que la peau pique sous la main. On voit alors et

se
r-
ıs
le
si

n
.s
u
:s
n

',
s
ɘ
:

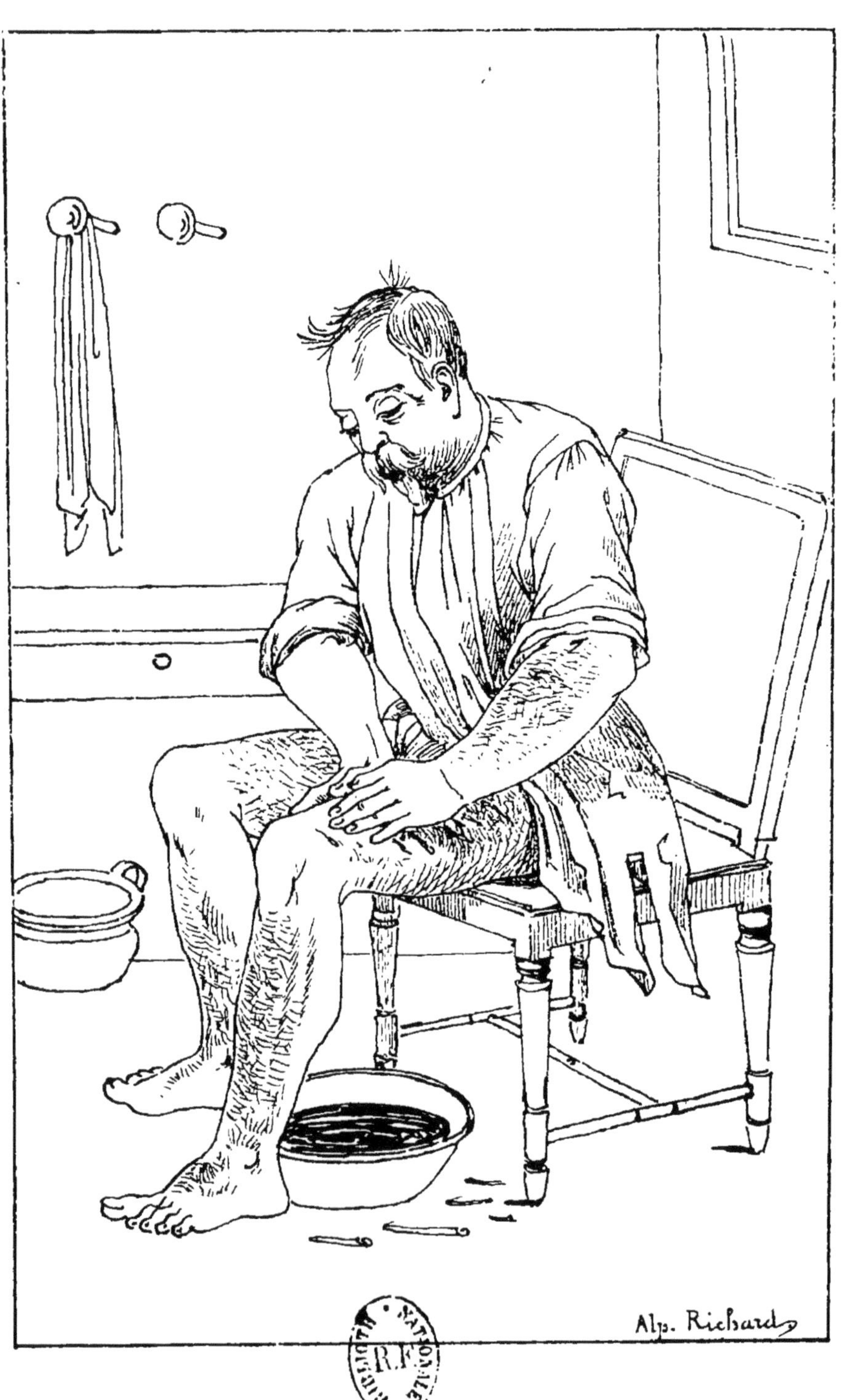
Alp. Richard

une foule de rouleaux de crasse tomber, et la peau devient claire et rouge.

Il faut le répéter ici, lorsque la crasse se détache, il faut se dépêcher de frotter partout, car quand la peau ne ressent plus d'humidité occasionnée par l'eau, et qu'elle devient sèche, la crasse ne s'enlève plus, si on ne la mouille une seconde fois.

Si, après la première fois, on se croit bien nettoyé, on se place de nouveau au-dessus de la cuvette et on se rince en agitant l'eau sur toutes les parties lavées sans oublier les cheveux et le dedans des oreilles ; alors on s'essuye avec un linge blanc.

Si on n'a personne pour s'essuyer le dos, on prend par les deux bouts l'essuie-mains plié en forme de cravate, et avec on se frotte diagonalement en le plaçant sur une épaule : on fait de même pour l'autre épaule.

Pour le bas des reins, on se passe l'essuie-mains au travers du corps et on s'essuie en le tirant horizontalement de droite à gauche ; mais, si l'on n'emploie personne pour se frotter la peau comme il est expliqué plus haut, la crasse ne peut pas être entièrement enlevée.

En faisant usage de ce qui vient d'être dit, cette partie du corps étant nettoyée, on remet son gilet de flanelle nouvellement lavé ou sa chemise propre, dans le cas où l'on ne voudrait pas rester avec la partie basse du corps nue.

Seulement, pour se laver la partie basse du corps, la chemise gênant, on pourrait la relever et la lier au-dessus des hanches.

Dans ce cas, il ne faudrait pas oublier non plus de relever ses manches de chemise au-dessus des coudes.

CHAPITRE II.

Pour se laver la partie basse du corps, on met la cuvette à terre, en face de laquelle on place une chaise pour s'asseoir. Alors, quand on a ôté son pantalon et son caleçon, on met un pied dans la cuvette, on le frotte avec la main, en humectant la jambe jusqu'au genou, puis on le retire et on avance la cuvette sous la cuisse qu'on mouille également en la frottant dessus dessous jusqu'à ce que la peau soit à peu près sèche; et c'est

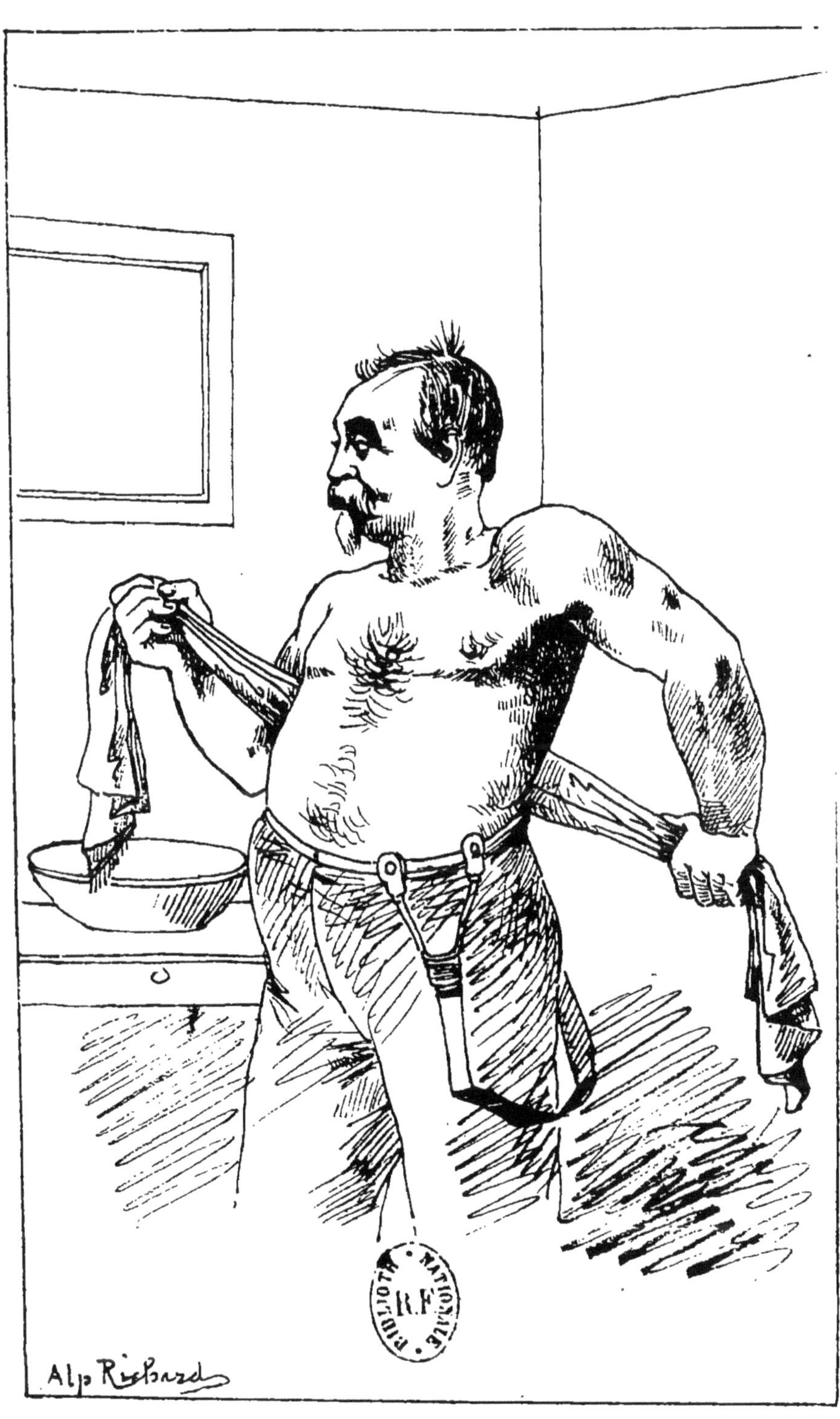
Alp Richard

aussi à ce moment que la crasse s'en détachera surtout au-dessus du genou et au jarret, endroits où il y en a davantage : cette crasse tombera aussi en rouleaux, et, en continuant de frotter, elle se détachera entièrement, et la peau deviendra claire et rouge; alors, pour avoir toutes ces parties propres : il suffira de rincer la cuisse, le genou et le jarret et de s'essuyer le tout. On replace ensuite le pied qu'on a mouillé dans la cuvette, et de ce pied, qui a resté humide durant tout le temps qu'on a employé à se nettoyer la cuisse, se détachera toute la crasse; et, en frottant sur le cou-de-pied, ainsi qu'au talon et au-dessous de la cheville, on l'apercevra en grand. Aussi, on devra passer les doigts entre les orteils, endroits où il se trouve encore bien plus de crasse et qui sent excessivement mauvaise, surtout quand elle y est restée longtemps.

Grattant ensuite avec les ongles le dessous du pied, les côtés, et enfin tous les endroits où la peau morte s'enlève, on s'évitera par là la croissance des cors en empêchant les durillons de se former.

Enfin, lorsqu'on s'est bien lavé et frotté le pied ainsi que la jambe, on rince et on essuie le tout.

Il faut aussi avoir bien soin de se couper les ongles des orteils avec un canif, ainsi que tous les durillons, qui après le lavage n'auraient pas été enlevés entièrement tant aux orteils qu'aux dessous des pieds.

Après avoir ainsi terminé, on se place le derrière au-dessus de la cuvette, et on se lave à grande eau toutes les parties sexuelles auxquelles on ne pense guère, et qui, cependant à raison de leurs fonctions, ont bien besoin d'être nettoyées plus souvent que les autres parties du corps.

Enfin, lorsqu'on se croit bien propre, il suffit de s'essuyer avec un linge sec.

CHAPITRE III.

Le corps ainsi lavé comme il vient d'être expliqué ne répandra certainement plus de mauvaise odeur, et, l'opération ayant été bien faite, on pourra se flatter et être fier même d'avoir toutes les parties du corps bien propres.

Il faut se faire maintenant la toilette extérieure : on aura soin évidemment de mettre un caleçon et des chaussettes propres, et, lorsqu'on a remis son pantalon, de se mettre des souliers bien cirés. Nous ne saurions trop recommander ici, dans l'intérêt de la santé, de faire toujours usage de gilet et de caleçon de flanelle.

Alors, on se passe un peu de pommade entre les mains, on l'étend sur les cheveux.

Ensuite on se coiffe en se servant du peigne à démêler et de la brosse à cheveux, dans lesquels à ce moment, il faut aussi y passer le peigne à décrasser pour empêcher, autant que possible, le dépôt de la pommade, sur la peau qui en souffre et fait ressentir des démangeaisons.

Cette opération étant faite, il faut se laver les mains puisqu'elles sont grasses, ce qui pourrait encore salir les effets, qu'il faut avoir soin évidemment de bien brosser, avant de s'en revêtir entièrement.

C'est après avoir ainsi terminé cette éclatante manière de se nettoyer que l'on ressent davantage encore le bienfait et la douce satisfaction de la véritable propreté ; car tous les membres paraissent plus légers et mieux déliés, et c'est alors qu'on se trouve heureux et content de son travail.

CHAPITRE IV.

Indépendamment du grand nettoyage dont nous venons de parler, toutes les personnes qui ont réellement à cœur de maintenir chez elle la propreté doivent, chaque matin, se laver le visage, la bouche et les oreilles, lesquelles exigent un grand soin, surtout à l'intérieur.

Il ne faut pas non plus négliger de se frotter les dents avec une brosse destinée à cet usage ; pour cela, on passe cette brosse dans l'eau claire, puis on s'en frotte les dents pour enlever la carie qui s'y trouve et qui les fait gâter. Après avoir mangé on doit aussi se les nettoyer avec le bout d'une plume. Le cou, qui crassit facilement le collet de la chemise, ainsi que celui de l'habit, doit être continuellement l'objet d'un grand soin de propreté.

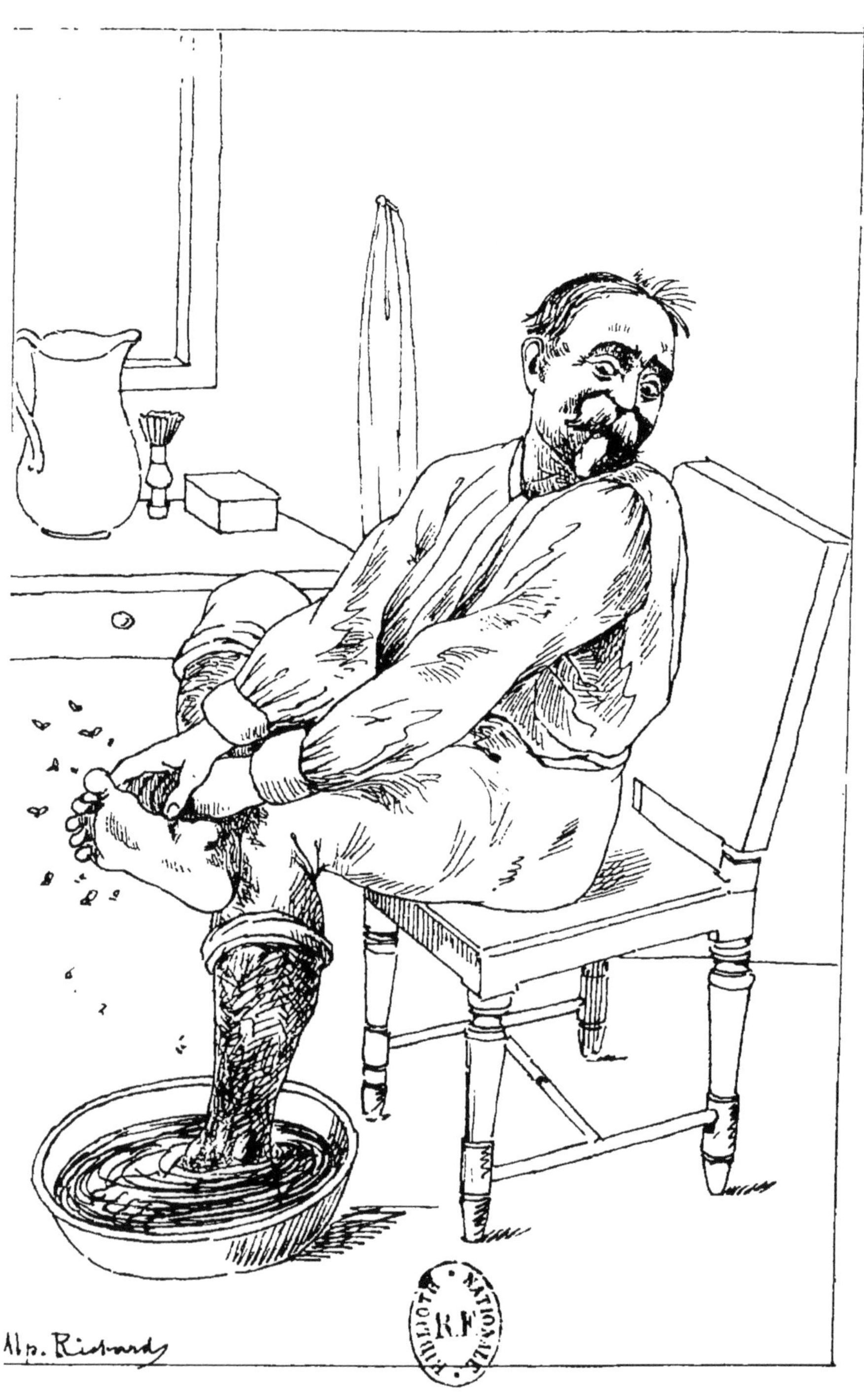
Alp. Richard

Afin de ne point salir ses effets d'habillement il est essentiel d'avoir toujours les mains propres et si, par suite d'un travail quelconque elles se trouvent sales, il faut se les laver immédiatement; les ongles doivent aussi être toujours propres.

Nous avons encore trois parties du corps qu'il ne faut point négliger et qui doivent être lavées plus souvent que les autres parties. Ce sont : le derrière, les parties sexuelles et les pieds, qui, en été surtout, exhalent une très-mauvaise odeur qui incommode quelquefois fortement les personnes près desquelles on se trouve.

Pour entretenir ces trois parties en état de propreté, il faut bien peu de temps. Dix minutes suffisent, si toutefois on se lave chaque semaine, suivant ce qui a été dit. Ainsi, voyez donc, dix minutes suffisent, et ne serait-ce point une grande incurie de votre part que de point le faire? Pour ce nettoyage, on peut se servir d'une éponge, mais on se lave toujours mieux avec la main seulement : l'opération terminée, on s'essuye avec un linge blanc.

Lorsque vous satisfaites un besoin naturel, faites toujours en sorte de bien vous essuyer le derrière lorsque vous avez fini, car c'est un point essentiel de propreté que de n'y rien laisser. Pour cela, on doit toujours avoir des serviettes de papier dans sa poche et en quantité suffisante. Un autre point de malpropreté révoltante, qu'il faut tacher de détruire, c'est celui de se moucher avec les doigts et de les essuyer ensuite sur les effets d'habillement; servez-vous donc de mouchoirs de poche et changez-en souvent.

CHAPITRE V.

Il est assurément des personnes qui ont l'idée et la teinte de la propreté, mais, pour se laver comme il vient d'être expliqué d'autre part, il y a lieu de croire qu'on ignore généralement cette grande règle, puisque partout on remarque tant de gens malpropres.

Maintenant que les vrais principes sur la propreté sont à coup sûr renfermés dans ce petit volume, celui qui voudra apprendre à

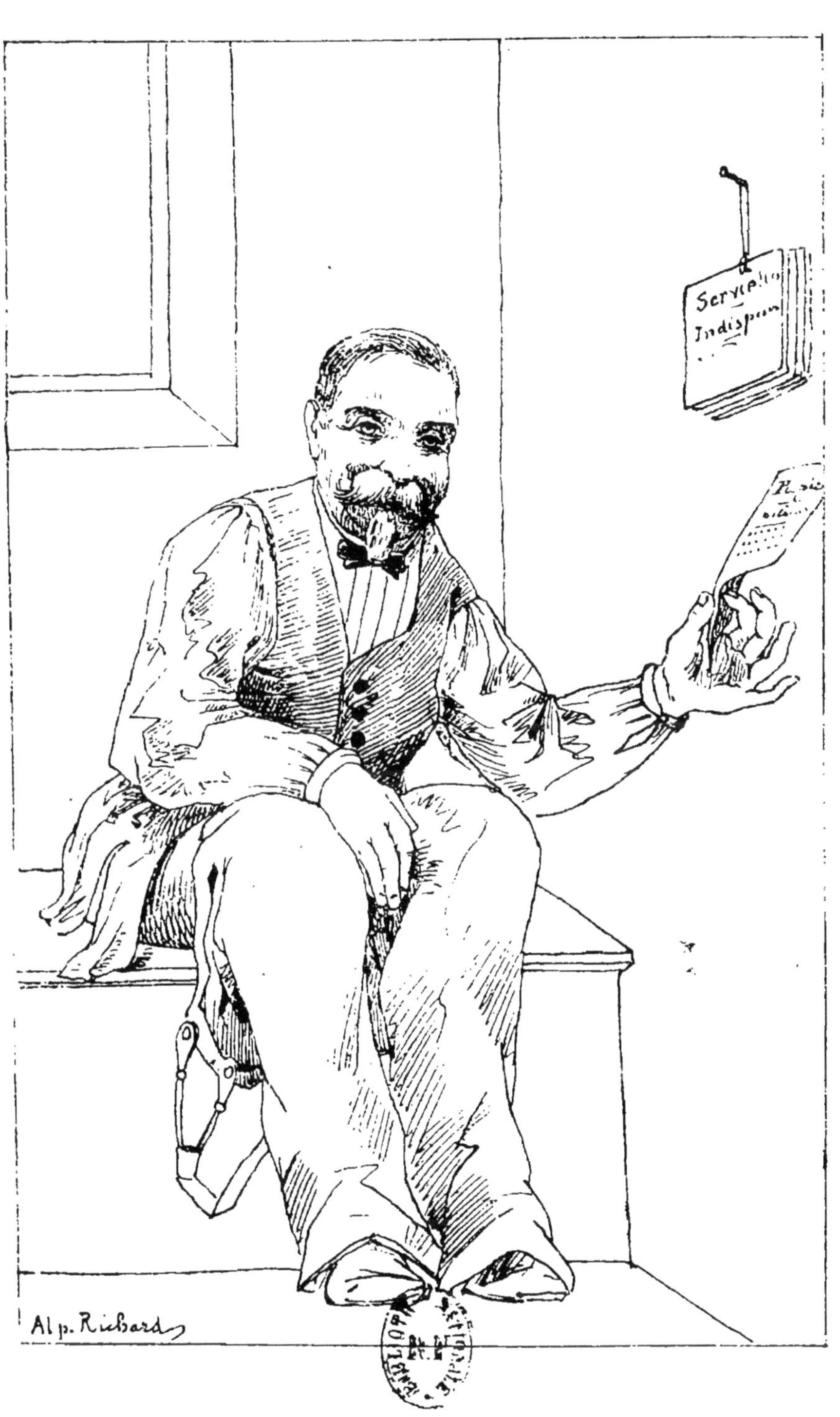
Alp. Richard

les bien connaître, n'aura qu'à en faire l'application.

Pour être propre, il ne faut avoir ni la paresse, ni la négligence de se laver ; bien au contraire, c'est le courage sur lequel il faut insister, en y joignant toutefois l'amour-propre, car sans cela, on se lavera moins, ou on ne se lavera pas du tout.

Ainsi, par exemple, jusqu'ici en général, on s'est mis une chemise, et cette chemise, pour la rendre propre et belle, coûte assez cher : Eh bien, qu'arrive-t-il ? On se la place sur une peau sale, qui en 24 heures a sali cette belle chemise. Ayons donc à cœur d'être propre en dessous avant de le paraître en dessus et pénétrons-nous bien de cette propreté, et vous verrez qu'après cela on aura honte de se placer d'aussi beau linge sur une peau aussi sale. Alors, il est certain que l'on fera tous ses efforts pour bien se laver.

Là où l'auteur a été le plus frappé et le plus répugné de la saleté qui existe sur le corps humain, c'est dans les conseils de révision : D'abord, c'est une infection dans la pièce où les jeunes gens se déshabillent et ensuite ils se présentent devant les membres qui composent ce conseil avec une peau tellement crasseuse, qu'à certains endroits, tels qu'au genou, au coude-pied, derrière le talon, au-dessous des chevilles, de cette crasse, il y en a l'épaisseur d'un sou; enfin, pour mieux vous dire, avec des pieds presque noircis par la crasse et qui répandent une odeur on ne peut plus infecte. Eh voyons, n'est-ce pas horrible de voir un pareil état de saleté; mais, on n'y songe pas, et pourquoi? parce qu'on ignore complètement les vraies règles sur la propreté, car tout autrement, on n'oserait sur la vie se présenter ainsi.

Et si tout au contraire on arrivait au conseil avec toutes les parties du corps bien nettoyées d'après la manière qui vient d'être indiquée, assurément il ne se répandrait aucune mauvaise odeur, et on aurait fait par là un grand pas vers la civilisation.

CHAPITRE VI.

Les effets d'habillement demandent aussi un grand soin de propreté. Les gens riches, il est vrai, peuvent renouveler leurs effets souvent; mais il n'en est pas de même de la classe moyenne et de la classe pauvre, lesquelles doivent les soigner le mieux possible afin de les faire durer longtemps.

Mais, me direz-vous, que faut-il faire pour cela? Ah! la chose est bien facile: D'abord, il faut éviter de les tacher en les portant, en mangcant, en travaillant même; enfin, il faut avoir l'esprit d'y penser à tout moment, et n'importe dans quelle circonstance, car si on n'agit point ainsi, un effet est bientôt taché, et même sans s'en apercevoir.

Ensuite, quand on a eu la négligence de ne pas s'en méfier, à la moindre tache il faut s'empresser de l'enlever ; il faut surtout avoir soin des collets d'habits qui doivent toujours être aussi propres que le reste de l'habit; et enfin, on doit bien brosser ses effets chaque fois que l'on s'en sert, après même s'en être servi, puis on doit les replacer dans un endroit qui soit le plus possible à l'abri de la poussière.

Pour les taches, il est facile de les enlever, pourvu qu'elles ne soient point cependant par trop énormes; pour cela, on se sert tout simplement d'une brosse avec de l'eau et du savon, et du reste, en un mot, c'est le grand soin qu'il faut aussi apporter pour cette propreté qui conserve longtemps et en bon état les effets d'habillement.

Pour ceux qui connaissent la propreté, avec un habit rapé et propre, on a encore l'air de quelque chose, tandis qu'avec un habit neuf et rempli de taches en est méprisé, traité de saligaud, et on ne respire rien que la malpropreté.

Répétons donc ici, en recommandant d'en faire bien la remarque, qu'il faut toujours se laver les mains à fond avant que de les essuyer, et s'il en est ainsi, le linge blanc dont on se sert pour s'essuyer les mains sera aussi propre à la fin de la semaine qu'au commencement. On aura donc par là une preuve tout-à-fait convaincante qu'on s'est toujours bien lavé avant de s'essuyer.

Nous savons parfaitement qu'il est plus ou moins facile d'être toujours propre; et ceci dépend beaucoup de la profession, de l'état que l'on exerce. Mais ce que nous désirons ici c'est que l'on connaisse à fond les vrais principes dont on doit faire usage pour se nettoyer tant la peau que ses effets d'habillement. Au moins, quand on voudra, on pourra s'en servir ; mais nous affirmons formellement ici que ces principes de propreté ne doivent jamais être négligés, vu qu'on peut toujours les faire.

Il est bien entendu que cette instruction sur les règles de la propreté est générale, et que par conséquent elle s'applique à tout le monde civilisé, aux hommes comme aux femmes, aux garçons comme aux filles et même aux enfants, et, quant à ces derniers, nous ne saurions trop recommander aux parents de les habituer de bonne heure à faire usage de ces beaux principes de propreté qui ont été donnés d'autre part. Il est évident qu'il est difficile aux manouvriers, aux domestiques, aux servantes de ferme, aux maréchaux, aux mécaniciens, en un mot, à tous ceux qui exercent une profession dont l'ouvrage salit, il est évident, dis-je, qu'il est difficile à ces personnes d'avoir la peau et les effets d'habillement continuellement propres.

Mais, il n'en est pas moins vrai que ces personnes, en raison de leur profession, doivent apporter bien plus de soins encore à se nettoyer que d'autres, attendu qu'elles sont plus crasseuses et que, par conséquent, elles doivent, dans l'intérêt de la propreté et de la santé, se laver à fond et plus souvent.

Maintenant, quant aux employés de bureaux et autres qui, en général, ne sont point trop rétribués, ils doivent être, néanmoins à cause de leur profession, toujours proprement habillés. Ces employés ne sauraient donc trop tenir la main aux règles sur la propreté, en se soignant la peau, ainsi que leurs effets d'habillement, afin qu'ils puissent durer longtemps et toujours propres.

Les habits que l'on porte journellement doivent être l'objet d'un grand soin qui ne s'acquiert que par la pensée et l'attention que l'on apporte pour éviter de les salir.

L'auteur fait remarquer ici qu'il déplore la grande négligence qui existe dans la classe ouvrière et surtout dans la classe pauvre, au sujet de l'entretien de la propreté de la peau et de l'habillement, et de la réparation de ce dernier.

Il y a même dans cette classe pauvre un moyen employé qui fait horreur, c'est celui qu'on affecte de se montrer sale et habillé en guenilles, dans le but d'obtenir une plus grande commisération : eh bien, ne devrait-on pas dire à ces gens-là : Je vous ferai l'aumône quand vous serez plus propres et que vos vêtements seront plus en ordre. Remarquez aussi que la maison de ces gens-là ainsi que le peu d'objets mobiliers qu'elle renferme sont également dans un état de grande malpropreté et, il faut le dire, c'est une incurie impardonnable.

On voit donc qu'à côté de la pensée de se nettoyer, il existe l'ignorance de la propreté. Qu'on s'occupe donc sérieusement de répandre ce bienfait, qui ne sera bien connu que quand on aura, à profusion, imprimé et vendu les exemplaires de ce livre.

CHAPITRE VII.

Nous venons de démontrer d'une manière tout-à-fait succincte ce qu'il faut faire pour se nettoyer la peau, les effets d'habillement, ainsi que la réparation qui doit être faite à ces derniers.

Maintenant nous croyons utile d'enseigner aux femmes de ménage les différents cas de propreté qu'elles doivent observer pour que le tout soit constamment tenu propre.

D'abord, la batterie de cuisine, telle qu'elle soit, doit être l'objet d'une grande attention; aussi, il ne doit jamais exister ni rouille, ni crasse, et le tout doit toujours présenter une couleur brillante, mais pour cela il faut essuyer le tout avec un linge propre et non avec un torchon sale, comme beaucoup font pour la vaisselle.

Il faut aussi faire en sorte de ne point porter de tabliers tachés, ce qui inspire peu de propreté en cuisinant.

La cuisine doit être aussi l'objet d'une rare propreté.

Les cuisiniers, les cuisinières, en un mot toutes les personnes qui sont appelées à préparer le manger doivent toujours avoir les mains propres, et, pour éviter que la crasse s'empreigne dans la peau des mains, il suffit, chaque fois qu'on a fait un ouvrage qui a pu salir les mains, de se les laver.

On ne saurait trop aussi recommander cette propreté aux boulangers, pâtissiers, bouchers, charcutiers, etc., laquelle propreté est dans certains endroits bien négligée. Les femmes doivent encore avoir un grand soin de leur linge en le réparant et le lavant à temps, parce que le linge qui reste longtemps en état de saleté s'use beaucoup plus qu'à le porter.

La literie a besoin d'être bien soignée, les couvertures des matelas et des paillasses doivent aussi être lavées à temps, et on ne doit jamais souffrir cette crasse qu'on remarque sur les literies dans diverses maisons; ainsi, par exemple; chez les logeurs, chez les aubergistes et même chez les hôteliers.

Ainsi, dans ces auberges, pourvu que les draps soint propres, les voyageurs se croient dans un lit qui est en bon état de propreté, et pourquoi? Parcequ'on ne fait point attention à la crasse qui existe snr les traversins, sur les toiles à matelas et paillasses.

Voyez donc comme l'ignorance est aveugle, ou du moins, si ce n'est point l'ignorance, c'est l'incurie impardonnable : vous savez qu'on recouvre les oreillers d'un linge blanc ; eh bien ! la toile de ces oreillers est quelquefois chargée d'une crasse énorme ; mais, lavez-la donc plutôt que de la cacher, car, pour être propre, il faut l'être partout.

Qu'est-ce qui apporte si vite cette crasse, quelquefois luisante, sur la literie ? Mais ce sont les cheveux, et pourquoi ? parce qu'ils ne sont point lavés ni décrassés assez souvent.

Il en est de même du cou qui est généralement négligé, et, avec cela, il faut y joindre les pieds, qui sont encore plus négligés, et tout cela forme qu'après deux nuits de couchage, le linge blanc qu'on y a mis est sale, et quelquefois rempli de crasse. De là vient évidemment que le lit répand une mauvaise odeur.

Par l'expérience qu'il a acquise, l'auteur ne peut pas trop le répéter dans l'intérêt de l'excellent principe de la propreté, qu'en se lavant et qu'en se nettoyant également les divers effets et aussi les divers objets, par là et en tout, on recueillera un grand avantage.

En passant, nous croyons devoir recommander aux femmes qui préparent le beurre, d'y apporter un grand soin de propreté; d'abord, dans la manière de traire les vaches et surtout quand les mamelles de la vache sont sales; ensuite, dans la manière de préparer le lait. On doit avoir soin de toujours nettoyer à fond les meubles qui reçoivent le lait et aussi les machines qui servent à battre le beurre. Car, tout autrement, le beurre est mauvais et sans conservation.

Quand le beurre est venu, on doit avoir soin de bien le laver avec de l'eau fraîche et claire et aussi de bien le manipuler.

Il devient inutile de recommander, pour ce travail, d'avoir les mains propres.

Maintenant, nous arrivons à ce qui concerne la propreté qui doit exister dans l'intérieur des maisons.

D'abord, il faut que les pinces, les pelles, les chenets et les autres meubles qui garnissent le foyer soient toujours brillants.

Il est aussi très-nécessaire que les diverses pièces soient balayées et époussetées à temps, et qu'on n'y souffre ni poussière, ni toiles d'araignées.

On doit avoir également soin d'essuyer tous les meubles qui s'y trouvent, et de battre à l'aide d'un martinet les canapés, les tapis, les chaises et les autres objets de ce genre.

Les greniers doivent aussi être tenus propres, car, il faut le dire ici, c'est une vraie négligence de la part des cultivateurs et autres de laisser les toits de leurs maisons chargés de toiles d'araignées. Ne souffrez donc pas une pareille saleté.

Je vous dirai même de ne point souffrir ces toiles d'araignées ni dans vos fournils, ni dans vos granges, ni dans vos écuries, et, enfin, dans aucune étable, quelle qu'elle soit ; et, cependant, tous les toits de ces bâtiments, à mon grand désespoir, en sont chargés. Je ne saurai trop vous engager à faire disparaître cette malpropreté qui règne partout, et, en outre, je vous engagerai à tenir vos cours propres : mais encore, avant tout, votre bétail, qui, souvent, est couvert de poussière et plein de crottin.

Quant aux lits que vous donnez à vos domestiques, pour la propreté vous ne sauriez trop y tenir la main, car il y en a qui laissent beaucoup à désirer sur ce point.

Nous croyons aussi devoir recommander aux mères de famille que, généralement, elles ignorent les vrais soins qu'elles doivent donner à leurs enfants; ainsi, elles croient quelquefois en donner de bons, et tout au contraire ces soins sont nuisibles, et cela par habitude.

Ainsi, la trop grande quantité de couvertures empêche la peau de ces enfants à s'accoutumer à l'impression de l'air, et par là même, ils concentrent une mauvaise odeur. On voit donc par là qu'il faut que les enfants soient entièrement libres dans leurs couvertures et qu'il faut aussi que ces couvertures soient excessivement propres.

On doit éviter aussi de leur donner trop de nourriture à la fois, car ceci gêne les organes digestifs; au reste, suivez ce principe hygiénique, et vous suivrez le mien :

Mangez peu et souvent.

Après le repas, on doit aussi éviter de

stimuler les enfants, soit en les faisant sauter, soit en les agaçant outre mesure, car ceci empêche la digestion de se faire, et par là même produit un très-mauvais effet à l'abdomen. Il faut donc laisser digérer le manger des enfants tranquillement et en paix.

On ne doit point non plus chercher à faire marcher les enfants trop vite, attendu qu'il pourrait en résulter la courbure des os de l'enfant ; il faut donc attendre que l'effet de la nature, qui donne de la force, soit produit.

Lorsqu'un enfant crie et pleure, il faut chercher à le satisfaire, car alors c'est qu'il a besoin de soins ; mais on doit bien se garder de le laisser crier, comme le font certaines mères négligentes.

On doit aussi apporter à l'égard de ces petits êtres un grand soin de propreté, et on ne doit jamais les laisser sentir mauvais. On doit aussi tenir leur linge bien propre, leur berceau, leurs paillasses et leurs couvertures.

En outre, il est enjoint aux mères de famille d'envoyer leurs enfants à l'école, dans l'état de propreté prescrit par ce réglement : car alors dans ce local il s'y répandra bien moins de mauvaise odeur.

CHAPITRE VIII.

Dans le but d'être utile à la société, nous nous sommes efforcés de rassembler et de réunir dans cet ouvrage tout ce que notre intelligence a pu procurer de bon sur la manière et l'entretien de la propreté du genre humain ; nous aurions eu même le regret de ne point faire ce travail, qui, sans vanité, nous paraît être d'une très-grande utilité.

Mais, pour qu'il rende les services qu'il renferme, il faut absolument s'attacher à le connaître, en l'étudiant avec attention et aussi avoir la ferme volonté de le mettre entièrement à exécution.

Pour cela, nous le répétons ici, il faut avoir un grand courage, surtout chez les enfants qui, généralement, n'aiment point à se laver.

Qu'on prenne donc au sérieux ces beaux principes de propreté, en s'empressant de les répandre et en les enseignant partout. Qu'on les lise aussi avec une grande attention, et il en restera toujours quelque chose dans la mémoire du lecteur.

Cette instruction pourrait être mise en usage dans toutes les classes de l'enseignement.

Elle pourrait l'être aussi dans l'armée, et, enfin, il serait bon, et même il serait à désirer que, dans chaque famille, il y en ait un exemplaire.

Pour mettre cette instruction en usage dans l'armée, il suffirait de placer dans chaque chambrée une cuvette destinée à cet usage, et où même plusieurs hommes pourraient se laver à la fois, et ensuite changer l'eau pour se rincer chacun leur tour.

ANNOTATION.

Il faut, chaque matin, ouvrir les fenêtres des chambres à coucher et autres pour que l'air se renouvelle, car c'est bien désagréable de respirer le renfermé en y entrant, et surtout pour y passer la nuit.

Il faut aussi découvrir les lits quelques heures avant de les refaire.

En outre, il faut encore vider, écraper et rincer de suite les pots-de-chambre.

Inutile d'avoir trop de linge, mieux vaût le laver et s'en servir souvent, car alors il répand bonne odeur, tandis qu'il n'en est point de même quand il reste longtemps dans les armoires.

La sueur par elle-même est une véritable crasse qui en la laissant sur la peau ne peut que sentir mauvaise, puisque la médecine dit que c'est le résidu des aliments que le sang rejette par les pores : ainsi, voyez combien il est utile de se laver.

Quand vous transpirez assez fort, frottez-vous la peau avec les doigts, comme il est expliqué d'autre part, et vous verrez qu'il s'en détachera plus ou moins.

L'usage de la flanelle sert à aspirer la sueur en partie, et pare aux transitions subites de l'atmosphère.

Quant à l'entretien de la chevelure, qui crassit la coiffure, le meilleur moyen de la tenir constamment propre est de la laver à grande eau assez souvent, ceci, bien entendu, n'exclut point l'usage des peignes, et on ne doit employer de pommade que légèrement à la fois, et quand les cheveux sont secs, et surtout qu'elle ne soit point irritante.

En voici une composition que tout le monde peut faire, et qui est une des meilleures à employer : emplissez une petite bouteille de sel gris, ajoutez du bon rhum, filtrez-le, et mélangez-le avec de la moëlle de bœuf ou avec du sain-doux.

Maintenant, il est bon aussi de penser aux narines, car là il s'y forme aussi de la crasse, parfois même très-épaisse, c'est encore le résidu des aliments rejeté par le sang.

Pour bien enlever cette crasse, qui ne doit

pas rester là, non plus qu'ailleurs, il faut entortiller l'index du coin du mouchoir de poche, l'introduire dans les narines, et, à l'aide de l'ongle, enlever tout ce qui ne sort pas toujours en se mouchant; éviter, bien entendu, de le faire en société.

Ainsi qu'il est dit, en tenant le cou toujours très-propre, on aura l'avantage que le collet de la chemise se salira bien moins vite, on pourra même arriver à ne plus se servir de faux-cols, qui est un moyen employé, lequel ne représente pas la vraie propreté, puisqu'on le place sur un autre qui est sale.

Les poignets étant soignés de même, le bord de la manche de chemise, ou manchette, se conserve également plus longtemps propre.

Quant aux femmes qui ont un moment que toutes connaissent, eh bien! aussitôt passé, on ne peut pas trop leur recommander de se faire de suite, et entièrement, le grand nettoyage ci-dessus expliqué, afin qu'elles rentrent dans un sain état.

Enfin, ayons grand soin de notre corps,

respectons-le, et sachons en être noblement fier, puisqu'il est le temple du SAINT-ESPRIT et les membres vivants de NOTRE-SEIGNEUR JÉSUS-CHRIST, qui a bien voulu inspirer à l'auteur de faire paraître cette grande règle sur la propreté.

Il faut de temps en temps battre les effets d'habillement et laver tous ceux qui peuvent l'être tels que coutil, toile, etc , etc., et le faire assez souvent, de manière à les porter propres et non crasseux, comme on en remarque dans différentes professions, et dans les rues aux enfants mal soignés.

Habitants des villes et des campagnes, assainissez vos écuries et vos étables, en lavant de temps en temps le sol où repose votre bétail qui doit être aussi chaque jour l'objet d'un grand soin de propreté : ne point oublier de laver les murs avant de les passer à la chaux, même plusieurs fois l'an : et surtout ces petits lieux où quelquefois on a peine d'y rester le temps nécessaire.

Dans l'art militaire, où on s'attache strictement à la propreté, on ne souffre aucune tache sur les effets d'habillements, aucune trace de rouille sur les armes, ni même au fer du harnachement des chevaux, lesquels encore sont pansés sous une grande surveillance, au point qu'il faut leur laver l'anus et le fourreau ; eh bien ! le même soin de propreté devrait être pratiqué, à l'égard de la peau des hommes, auxquels encore on doit porter bien plus d'intérêt.

Qu'on y introduise donc ce réglement, tout s'en ressentira, le linge, la literie seront moins sales, et ces militaires étant éclairés sur un grand principe de propreté, en rentrant dans leurs familles pourront les propager : car presque partout on en a grand besoin.

Tout militaire devrait avoir un essuie-mains, alors on ne se servirait plus de draps de lit pour s'essuyer, belle réforme à faire dans l'intérêt de la propreté.

En général, les répétitions ci-dessus sont faites dans le but d'appesantir l'esprit du lecteur, dont à quelques-uns, suivant diverses insertions faites dans les journaux, nos principes ont déplu ; mais ils n'y ont point réfléchi, voyons ! est-ce que tout le monde, plus ou moins, ne tend pas vers la propreté, qu'on ne peut jamais trop connaître, c'est une idée qui découle naturellement de chez l'être humain, en un mot, on lave une masse de choses ; c'est bien dans le but qu'elles soient propres ; eh bien ! il faut donc indubitablement agir de même à l'égard de la peau, puisqu'il est démontré, jusqu'à l'évidence, qu'elle en a besoin.

Ce n'est pas étonnant que la logique écrase et épouvante ceux qui croient qu'ils sont propres même sans se laver, et s'il leur était possible, ils diraient de bon cœur qu'ils ne font pas partie du genre humain, qu'ils se rassurent donc, la règle n'est point absolue, puisque ce ne sont que des conseils donnés qui ne peuvent que profiter qu'à ceux qui voudront les mettre en pratique : aussi, nous sommes heureux de voir le grand accueil fait à notre ouvrage par tous les gens sérieux.

Cette manière de se laver est préférable aux bains, car l'opération étant bien faite, on est sûr d'avoir la peau entièrement propre.

De cette instruction, un exemplaire devrait être entre les mains de tout domestique d'hôtellerie, de grandes et petites maisons; ainsi que dans les régiments, à tout militaire sachant lire, dont on pourrait exiger d'apprendre, attendu que ce n'est point difficile, en faisant faire quelques théories par les chefs d'escouade.

Nous savons fort bien que notre style est simple; mieux vaut, parce qu'il est à la portée de tout le monde; néanmoins, si on veut le reconnaître, le travail est rigoureusement établi, parce que notre dévouement à la chose publique a été d'inculquer l'amour de la propreté.

FIN.

Boulogne-sur-Mer. — Imp. SIMONNAIRE & Cie, rue des Religieuses-Anglaises.

www.ingramcontent.com/pod-product-compliance
Ingram Content Group UK Ltd.
Pitfield, Milton Keynes, MK11 3LW, UK
UKHW020217200726
13856UKWH00004B/1442